Des fois, je bégaie

Un livre pour les enfants de 7 à 12 ans

par Eelco de Geus

traduit de l'américain par Laurent Lagarde

www.goodbye-begaiement.fr

A l'attention du thérapeute...

Ce livre est écrit spécialement pour les enfants qui ont des réactions émotionnelles au bégaiement. Cela peut se manifester par des comportements de lutte ou d'évitement ou par l'expression de pensées et sentiments négatifs en lien avec la parole. Il est souvent difficile d'évaluer les réels sentiments et pensées d'un enfant; l'observation de comportements tels que la lutte ou l'évitement peut donc vous aider à comprendre comment ils se sentent réellement vis à vis de leur parole.

Au sujet de l'auteur...

Eelco de Geus est néerlandais et vit désormais en Autriche. Il est spécialisé dans le traitement du bégaiement et travaille aussi bien avec de jeunes enfants et leurs parents qu'avec des adultes et adolescents qui bégaient. Il anime des ateliers sur la thérapie du bégaiement dans de nombreux pays.
Les lecteurs peuvent le contacter par e-mail à l'adresse eelcodegeus@kpr.at

Au sujet du traducteur...

Laurent Lagarde a commencé à bégayer à l'âge de 6 ans. Il a testé de nombreuses méthodes et s'est beaucoup documenté sur le sujet du bégaiement. Aujourd'hui marié et père de famille, il a créé son blog personnel pour aider les enfants et adultes qui bégaient. Il y partage son expérience et ses lectures et traduit régulièrement des ressources anglophones sur le sujet. Son blog est accessible à l'adresse www.goodbye-begaiement.fr

La traduction française a été faite à partir de la traduction anglaise d'Elisabeth Versteegh-Vermeij, une orthophoniste spécialisée dans le conseil familial pour les enfants qui bégaient. Ayant parlé anglais toute sa vie, elle est une traductrice expérimentée de livres et textes sur le sujet du bégaiement.

Ce livre a d'abord été édité en version anglaise par la Stuttering Foundation of America, la principale association d'information sur le bégaiement aux Etats-Unis.

Remerciements à **Jane Fraser, Présidente de la Stuttering Foundation of America**, qui a donné son autorisation pour la diffusion de cette traduction en français.

Des fois, je bégaie

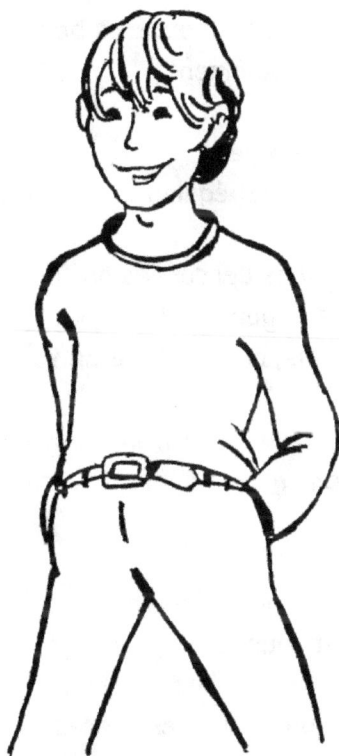

Avant de commencer ta lecture...

Ce livre est écrit pour tous les enfants qui bégaient. Quand tu bégaies, ta bouche ne fait pas toujours ce que tu voudrais qu'elle fasse. Parfois, tu veux dire quelque chose et ça ne sort pas. Parfois, tu dis quelque chose et d'autres personnes font des remarques comme « Arrête de bégayer » ou « Ralentis » ou « Respire.» Généralement, cela ne t'aide pas. Tu oublies souvent ce que tu voulais dire. Ou tu peux te sentir blessé ou en colère.

Dans les pages suivantes, tu trouveras beaucoup d'informations sur le bégaiement.

- Ce qui te fait bégayer,
- Pourquoi parfois tu bégaies et pourquoi parfois tu ne bégaies pas
- Pourquoi certaines personnes ont du mal à comprendre le bégaiement
- Pourquoi, parfois, on se moque de toi à cause de ton bégaiement
- Que beaucoup d'autres enfants bégaient aussi
- Que le bégaiement est parfois terrible et d'autres fois non.

De nombreux enfants qui bégaient ont écrit des lettres pour ce livre. Il y a beaucoup à apprendre de ce qu'ils nous disent. Je suis heureux de l'aide que cela m'a apporté. J'ai ajouté des informations pour les mères et pères, grands-mères et grands-pères, oncles et tantes, frères et sœurs et aussi pour les enseignants. Cela les aidera à comprendre un peu mieux le bégaiement, de façon à réagir de manière plus utile.

Tu peux copier ou découper les pages de ce livre et les envoyer sous forme de lettres. Lorsque les gens auront lu une de ces lettres, ils auront peut-être envie de lire le livre en entier et d'en savoir plus sur le bégaiement.

Si tu n'as pas encore neuf ans, cela peut être difficile de tout lire seul. Dans ce cas, demande à ta maman ou à ton papa de le lire avec toi.

J'espère que tu aimeras ce livre.

Eelco de Geus.

Table des matières

Le bégaiement n'est pas drôle...

Personne n'aime bégayer. Quand tu bégaies, certains mots sont difficiles à dire. Parfois, tu as l'impression que ta gorge est bloquée et que tu ne peux pas sortir ce que tu veux dire. Ou tu répètes le début d'un mot plusieurs fois.

Quand tu fais un gros effort pour continuer à parler, tu peux parfois réussir à passer l'obstacle ; mais le plus souvent le fait de forcer ne fait qu'empirer les choses. Tu sens de la tension dans ton estomac et tu dois faire tout un tas de choses bizarres avec ta bouche et ton visage pour continuer à parler.

Les personnes qui entendent que tu bégaies ne savent pas quoi en penser. Souvent, ils essaieront de t'aider et parfois cela marchera. Mais souvent cela ne fera qu'empirer les choses.

Les gens qui ne bégaient pas trouvent généralement le bégaiement difficile à comprendre. Ils veulent aider, mais ils n'ont aucune idée de ce qu'ils devraient faire. Tu peux le voir sur leur visage – ils semblent perplexes et un peu nerveux. Quand les gens deviennent nerveux, ils font parfois des choses idiotes. Ce n'est pas de ta faute. C'est parce qu'ils ne savent pas grand chose du bégaiement. Tu dois donc partager ce livre avec eux. Parce que, lorsqu'ils comprendront un peu mieux le bégaiement, ils arrêteront d'être nerveux. Et alors c'est toi qui les auras aidés !

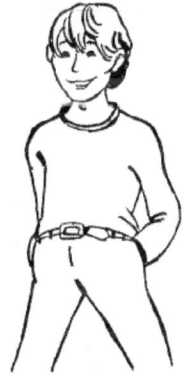

Des fois tu bégaies et des fois tu ne bégaies pas...

Il est facile de voir pourquoi les gens ont du mal à comprendre le bégaiement. Parfois tu parles assez facilement et à d'autres moments cela est difficile.

Quand tu joues seul dans ta chambre et parles à voix haute, tout va bien. Quand tu parles à un bébé ou à un animal de compagnie, tu n'as généralement pas de problème.

Quand tu chantes, les mots sortent de manière fluide.

Certains enfants ne bégaient pas quand ils sont en colère; pour d'autres, être furieux va aggraver leur bégaiement.

Il est peut être plus facile pour toi de parler à tes jeunes frères ou sœurs qu'à des adultes.

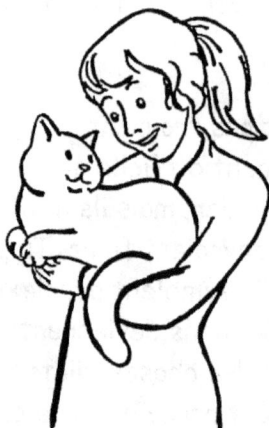

Certains enfants bégaient beaucoup à l'école et peu chez eux. D'autres sont fluides à l'école et bégaient beaucoup plus chez eux. De nombreux enfants bégaient moins ou plus du tout durant les vacances. Mais beaucoup parlent plus facilement lorsqu'ils vont à l'école et bégaient beaucoup plus durant les vacances. Les enfants qui sont fatigués ou malades ont tendance à bégayer plus, mais il y en a aussi qui bégaient moins quand ils sont malades ou fatigués.

Que peux-tu conclure de tout cela ? C'est très difficile à comprendre car le bégaiement va et vient et semble changer tout le temps. C'est pourquoi les gens ont tant de mal à l'appréhender.

Chaque enfant a sa manière de parler. L'un parle lentement, un autre rapidement. Certains enfants parlent doucement, d'autres parlent fort. Tout le monde a une façon spéciale de parler et chaque enfant a sa propre manière de bégayer. Et c'est bien comme cela. Ne serait-ce pas ennuyeux si nous étions tous pareils ?

Qu'est-ce qui te fait bégayer ?

Toutes les personnes sont différentes. Elles font certaines choses bien et d'autres moins bien. Certains enfants courent très vite; d'autres sont moins rapides. Certains enfants sont bons en calcul ou en dessin; d'autres trouvent cela difficile.

Prenons l'exemple du dessin. Pour bien dessiner, les muscles de ton bras, de ta main et de tes doigts doivent travailler facilement ensemble. Quand tu as du mal à faire un dessin, faire travailler tous ces muscles ensemble est difficile; c'est un peu un point faible pour toi. Ce n'est pas un drame – tu as juste besoin de plus de temps pour faire un beau dessin. Si tu essaies de le faire vite, il y a de grandes chances pour que le dessin ne soit pas réussi.

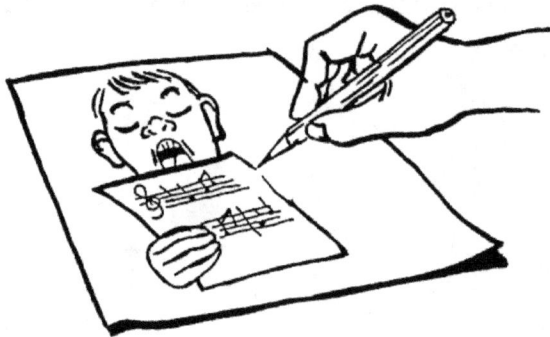

Si tu n'es pas très bon pour quelque chose et que tu essaies de le faire vite, tu peux t'énerver. Et quand tu es énervé, c'est encore pire. Et c'est particulièrement quand tu as peur de faire des erreurs que tu as le plus de chances d'en faire. Les gens qui sont bons en dessin n'ont pas ces problèmes. Ils peuvent dessiner vite, même quand ils sont tendus, et ils n'ont pas du tout peur de faire des erreurs.

C'est la même chose avec la parole. Certaines personnes trouvent cela facile – ils n'ont jamais de problème. Mais pour les personnes qui bégaient, la parole est leur point faible. Il peut être parfois difficile pour ta langue, ta gorge et ta respiration de travailler ensemble rapidement et normalement. Quand tu parles lentement ou que tu te sens à l'aise, il n'y a peut-être pas de problème : tu parles très bien. Quand tu te parles à voix haute ou quand tu chantes ou quand tu parles à ton chat ou chien, tu te sens calme et confiant et tu ne bégaies presque pas.

Mais quand tu es pressé et veux dire quelque chose rapidement ou quand tu te sens nerveux, parler peut s'avérer plus difficile et tu peux commencer à bégayer.

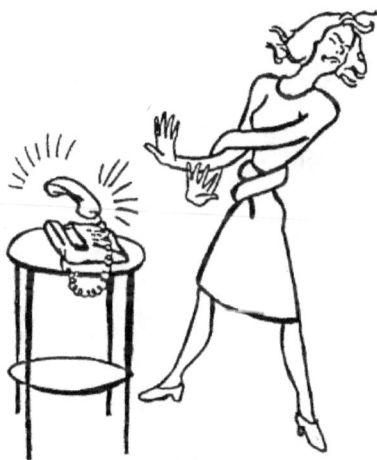

Et si tu as peur du bégaiement, que tu penses que ce n'est pas bien et que tu essaies très fort de NE PAS bégayer, parler va être encore plus difficile. Tu peux alors fermer les yeux, les presser fort ou faire une grimace pour sortir ce que tu veux dire.

Les enfants qui ont très peur du bégaiement peuvent aussi éviter de parler. Ils ne décrochent pas le téléphone, ne finissent pas leurs phrases ou essaient de trouver des mots qui sortent plus facilement. Ce n'est pas très drôle. Il vaut bien mieux laisser simplement le bégaiement sortir et ne pas essayer de l'arrêter ou de le cacher. Tu te sentiras moins nerveux et, plus tu seras calme, plus ta parole sera facile.

Il faut un certain talent pour bégayer !

Tu te rappelles de ce que j'ai dit un peu plus tôt… Tout le monde a sa propre manière de bégayer. Certains enfants disent un mot ou une partie d'un mot plusieurs fois, d'autres bloquent complètement. Certains enfants font des grimaces bizarres, d'autres n'en font jamais. Certains enfants détestent tellement leur bégaiement qu'ils préfèreraient ne pas parler du tout. D'autres ont l'air de ne pas s'en soucier et continuent de parler quoi qu'il arrive.

On pourrait dire que cela demande un certain talent de bégayer.

A quoi ressemble ton bégaiement ? Regarde la liste suivante. Il y a un cercle qui peut être colorié pour chaque description du bégaiement. Tu peux colorier les cercles qui correspondent à ta propre manière de bégayer.

Est-ce que tu :
- ○ répètes un son plusieurs fois
- ○ répètes un mot plusieurs fois
- ○ bloques sur un mot
- ○ prends une bouffée d'air avant de parler
- ○ fermes les yeux quand tu parles
- ○ prolonges un son (s-s-s-s-s-s-son)
- ○ bouges ta tête quand tu parles
- ○ bouges certaines parties de ton corps quand tu parles
- ○ arrêtes de parler (quand tu sens le bégaiement arriver)
- ○ attends que quelqu'un dise les choses pour toi

○ essaies de trouver d'autres mots.

C'est presque un exploit de bégayer, tu ne trouves pas ?

Tu peux essayer d'apprendre à ton père ou ta mère comment tu bégaies. Tu seras surpris de voir combien ce sera difficile pour eux de bien le faire !

Quand tu te sens triste ou en colère à cause de ton bégaiement...

Les gens sont furieux quand les choses se passent mal. Quand tu essaies de faire quelque chose et que tu échoues encore et encore, tu peux être en colère. Les gens peuvent aussi se sentir tristes quand les choses ne se passent pas bien pour eux.

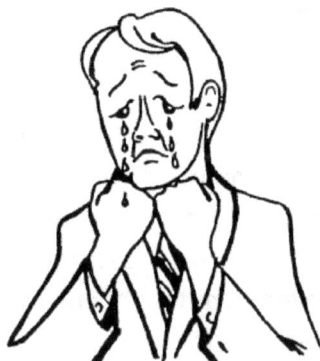

Cela ne te dérangerait pas d'être puni une fois de temps en temps par tes parents ou ton professeur. Mais si ça se produisait tous les jours, tu serais contrarié ou en colère ou les deux.

En général, les adultes ne montrent pas leur colère ou leur chagrin. Mais si tu les observes attentivement, tu le remarqueras quand même. Ils peuvent être plus silencieux que d'habitude, trouver à redire à tout ou vouloir s'isoler.

Bégayer de temps en temps n'est pas un gros problème. Mais si tu as souvent du mal à parler, tu peux te mettre en colère. En colère contre ta bouche. En colère contre le bégaiement. Tu commences à le détester. Peut-être que parler devient pour toi si difficile, que cela te rend triste. Triste à cause de ton bégaiement. Les gens pleurent lorsqu'ils sont tristes.

Peut-être t'a-t-on demandé de ne pas te comporter comme un bébé qui pleure mais d'être fort et courageux. Mais si le bégaiement te fait trop mal, il peut être BIEN de pleurer. Il n'y a pas de quoi avoir honte. Et c'est tout à fait normal d'être en colère contre ton bégaiement et de le détester. Si tu exprimes ta colère ou ta tristesse en criant ou en tapant du pied ou en pleurant un bon coup, tu te sentiras beaucoup mieux.

Peut-être que tu ne veux pas que les autres connaissent ces sentiments. Pourquoi alors ne pas les exprimer dans un endroit où personne ne peut te voir ou t'entendre ? Néanmoins, c'est encore mieux de partager tes sentiments avec d'autres gens. Cela rendra les choses plus faciles autour de toi.

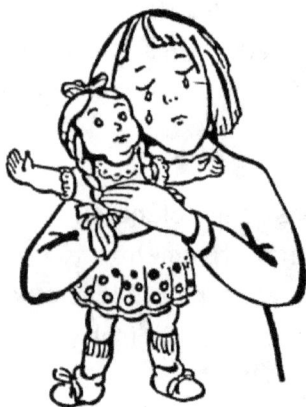

N'ais pas honte. Quoiqu'il arrive, ne commence pas à t'en prendre à toi-même. Parce que ce n'est pas de ta faute si tu bégaies.

Jenny a sept ans. Parfois, elle déteste tellement son bégaiement que cela la rend triste ou furieuse. Pour son anniversaire, elle a reçu une poupée qui peut bouger les lèvres. Elle appelle cette poupée « la poupée qui bégaie. » Chaque fois qu'elle se sent triste à cause de son bégaiement, elle va voir sa poupée et lui raconte tout. Si elle a besoin de pleurer, sa poupée est là pour lui tenir compagnie. Parce que, bien sûr, c'est mieux si tu n'es pas seul pour pleurer.

Charles a trouvé une autre solution. Il a plein de petites voitures. Quand il se sent mal à cause de son bégaiement, il lance ses voitures les unes contre les autres. Ensuite, il fait comme si la police venait pour demander ce qui s'est passé et il leur explique ce qui le met si en colère.

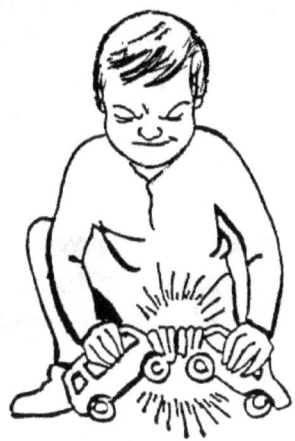

Quand on se moque de ton bégaiement...

Les enfants se moquent entre eux pour différentes raisons. Un enfant qui est plus grand que les autres subit parfois des moqueries. La même chose peut arriver pour un enfant qui est très petit.

On peut se moquer de toi à cause de ton gros nez ou de tes oreilles géantes. Parce que tu es souvent malade ou parce que tu ne cours pas vite. Parce que tu es roux ou lent en maths. Parce que tu ne portes pas les bons vêtements ou que tu n'as pas de vélo.

C'est normal que les enfants se moquent parfois entre eux. Mais s'il se trouve que tu désires vraiment avoir un vélo et – qu'en plus – on se moque de toi parce que tu n'en as pas, la moquerie va te faire vraiment mal. C'est la même chose avec le bégaiement. Si déjà tu te sens mal à cause de lui, cela te blessera vraiment si l'on se moque de toi.

Lorsque tu subis des moqueries, tu peux aller voir ta maîtresse (ou professeur) pour les faire cesser ou tu peux demander à tes parents de t'aider. Mais tu peux aussi faire quelque chose de complètement différent et te moquer à ton tour. Tu peux toujours trouver quelque chose.

Personnellement, je trouve que Marc, 9 ans, a trouvé la meilleure solution. Chaque fois qu'on se moque de lui, il se contente de sourire et dit : « reviens quand tu sauras bégayer mieux que moi. » Les enfants ont très vite arrêté de se moquer de lui !

Certaines personnes ne comprennent tout simplement pas...

Tu as lu que le bégaiement change tout le temps. Chaque enfant bégaie d'une manière qui lui est propre et qui peut même changer d'un jour à l'autre. Les gens qui ne bégaient pas ont du mal à comprendre cela. Les gens s'attendent à ce que les choses soient toujours les mêmes. Quand les choses changent, cela leur fait peur. Ils ne savent pas comment réagir à ce qu'ils ne comprennent pas.

Ta maman et ton papa peuvent aussi s'inquiéter de ton bégaiement. Ils veulent que tout aille bien pour toi. C'est pour cela que souvent, comme d'ailleurs d'autres adultes ou tes frères et soeurs, ils veulent t'aider – en partie parce qu'ils sont désolés pour toi et en partie parce que le bégaiement les inquiète et les effraie et qu'ils veulent qu'il cesse, tout comme tu le veux toi-même.
Voici quelques exemples de choses que les gens peuvent dire pour t'aider :

« Prends d'abord une grande respiration »
« Calme-toi »
« Recommence »
« Tu peux faire mieux si tu essaies vraiment»
« Arrête-toi et ralentis »
« Ne bégaie pas comme ça »
« Pense à ce que tu veux dire avant de commencer »
« Redis le maintenant »

Parfois, ça se passe bien quand les gens disent cela. Mais le plus souvent, ce n'est pas le cas. Tu fais déjà du mieux que tu peux et ils veulent que tu fasses encore mieux. Sortir ce que tu veux dire est difficile lorsque tu es poussé comme cela. Tu peux commencer à souffrir encore plus. Bien sûr, ces gens ne savent pas qu'ils rendent en fait les choses plus dures en faisant cela.

Il est donc important de leur expliquer ton bégaiement et ce que tu aimerais réellement qu'ils fassent ou ne fassent pas. Ainsi, ils pourront vraiment t'aider.

Peut-être est-ce un peu difficile de faire cela toi-même. Tu peux simplement donner ce livre aux personnes que tu vois souvent ou en parler avec tes parents. Ils peuvent informer les autres adultes autour de toi.

Tim a onze ans. Il bégaie beaucoup plus à l'école que n'importe où ailleurs. Son professeur ne comprenait pas pourquoi. Chaque fois que Tim voulait dire quelque chose en classe, le professeur devenait très nerveux, l'arrêtait et donnait la parole à l'élève suivant. Le professeur pensait que Tim lui en serait reconnaissant parce que cela lui éviterait de devoir bégayer devant les autres enfants.

Mais il se passait exactement le contraire. Tim avait le sentiment de n'avoir jamais la chance de pouvoir dire quelque chose en classe. Alors, il en a parlé avec sa mère et ensemble, ils sont allés voir le professeur pour discuter de ce problème. Ils sont tombés d'accord pour que Tim ait la possibilité de parler chaque fois qu'il le voulait et pour que personne ne l'embête à cause de son bégaiement. Maintenant, Tim adore aller à l'école.

C'est bien de bégayer !

Ce n'est pas illégal d'avoir de grandes oreilles. Ou des cheveux roux. Ou des cheveux blonds. Ou un gros nez. Ou des vêtements chers et un vélo tout neuf. Ou un petit nez. Ce n'est pas non plus illégal de bégayer. Si TU décides que le bégaiement est mal, tu te mettras plus de pression pour ne pas bégayer et nous savons que ton bégaiement sera encore pire. Et cela ne rend personne heureux. C'est pour cela que je dis toujours : « C'EST BIEN DE BEGAYER. »

Si tu décides que le bégaiement est bien, tu n'as pas besoin de te mettre la pression pour mieux parler. Et sans cette pression, parler commencera à être plus facile. Exactement le contraire de ce que tu pensais.

Lydia a dix ans. Elle était très gênée par son bégaiement et elle avait décidé qu'elle ne lui permettrait pas de se montrer. Elle était si dure envers elle-même que son bégaiement allait de pire en pire.
Sa maman et son papa étaient d'accord avec moi pour dire que le bégaiement était parfaitement bien. Nous avons joué à toutes sortes de jeux sur le bégaiement et, récemment, nous avons écrit ce poème.

Ne bafouille pas,
Bégaie et va de l'avant
Sois brillant
C'est bien le bégaiement

Nous avons bien rigolé en faisant cela. Lydia est bien plus heureuse. Elle ne déteste plus le bégaiement autant qu'avant et elle parle déjà beaucoup plus facilement.

Tu es important !

Parce que tu bégaies ou parce qu'il y a d'autres choses qui ne te rendent pas heureux, tu peux penser que tu fais tout mal, que tu es mauvais. Tu penses que les gens ne t'aiment pas.

Il n'y a pas que les enfants qui pensent comme cela. Beaucoup d'adultes ont aussi ce sentiment. Si c'est ton cas, tu as oublié quelque chose. Tu as oublié combien c'est important que tu sois vivant et que tu sois toi. Il n'y a personne d'autre comme toi dans le monde entier, tu es unique dans ton genre, tu es spécial. Tu as oublié que tu es bon dans beaucoup de choses et qu'il y a plein de gens qui t'aiment, t'apprécient et se soucient de toi.

Il est dommage que les gens soient souvent trop timides pour montrer combien ils tiennent aux autres. Si tu penses que personne ne tient à toi et que tu sens un grand vide en toi, rappelle-toi que tu peux faire quelque chose contre cela. En te rappelant que tu ES important. Et si tu penses à ça, tu te sentiras fort.

Si tu trouves que c'est difficile de le faire tout seul, demande à ta maman ou à ton papa ou à quelqu'un d'autre en qui tu as confiance, de t'aider à t'en souvenir.

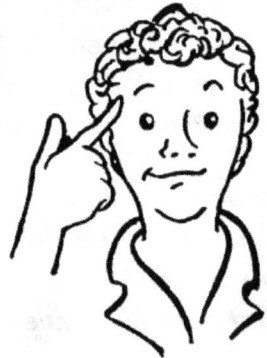

Pense à des choses que tu aimes faire et écris-les ici :
1. _____
2. _____
3. _____
4. _____
5. _____

Pense à des choses pour lesquelles tu es bon et écris-les
ici :
1. _____
2. _____
3. _____
4. _____
5. _____

Et maintenant, écris ce que tu penses que les autres aiment
en toi :
1. _____
2. _____
3. _____
4. _____
5. _____

Relis plusieurs fois ce que tu as écrit. Il se
peut que tu penses à d'autres choses.
Souviens-toi que tu es important et rappelle-
toi que les gens t'aiment parce que tu es toi.
Tu es important. NE L'OUBLIE PAS !!!

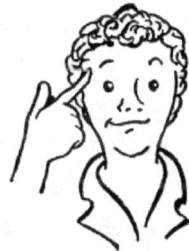

Ecoute ces enfants

Je connais beaucoup d'enfants qui bégaient. Tu trouveras ci-dessous ce qu'ils pensent du bégaiement. Leur histoire ressemble peut-être un peu à la tienne. Voici ce qu'Anne, neuf ans, a écrit :

« Je n'aime pas bégayer. C'est pour cela que je veux écrire là dessus. Chaque fois que je vais voir ma mamie et mon papy ou mes oncles et tantes, je bégaie quand je commence à dire quelque chose. Et ensuite, je bégaie beaucoup.
Quand je me bagarre à l'école, ils m'appellent « bouche de bègue » et je déteste ça. Je n'aime pas bégayer. Je pense que c'est vraiment gênant et je n'aime pas ça. C'est l'histoire d'Anne. »

Sébastien a maintenant 13 ans. Il peut expliquer très clairement ce qu'il pense du bégaiement.

« Comment devrais-je bégayer ? Il y a un certain temps, j'ai appris comment bégayer plus facilement et pendant plusieurs années tout s'est bien passé. Maintenant je suis plus âgé et j'ai de nouveau un « mauvais » bégaiement. Je suis revenu en thérapie et je fais déjà des progrès. J'aime les séances d'orthophonie et c'est une bonne chose parce que si vous n'aimez pas y aller, vous n'en profiterez sûrement pas beaucoup.

J'aimerais me débarrasser de mon bégaiement. Qu'est-ce qui est si dur pour moi dans le bégaiement ? Quand je bégaie, je reste généralement bloqué. Il y a une tension de plus en plus forte dans ma bouche et ensuite je suis bloqué.

Le bégaiement n'est pas drôle. Mais ensuite je me dis : le bégaiement n'est pas illégal, donc pourquoi ne pourrais-je pas bégayer un peu ? Et ça m'aide.

C'est seulement lorsque je suis avec des personnes que je ne connais pas et qu'elles me demandent quelque chose, que je fais de gros efforts pour ne pas bégayer. Et alors je bégaie beaucoup plus. Quand je veux dire quelque chose très vite, je reste bloqué aussi. Alors, les gens commencent à se demander ce que je veux dire. Souvent, ils devinent mais je n'aime pas ça du tout parce que je veux le dire moi-même.

Si tu ne veux pas être embêté
Ne te dépêche pas de parler.

Je veux travailler sur mon bégaiement. J'espère être capable de parler plus facilement un jour. »

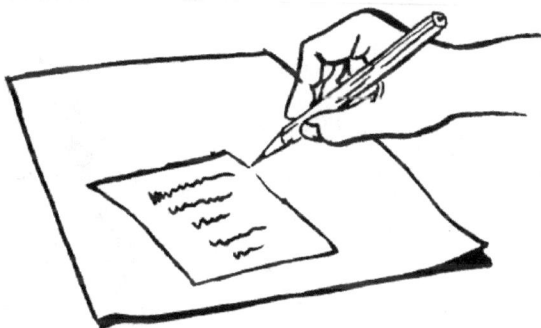

Mathieu n'est pas content de « tout ce bégaiement. » Il a onze ans maintenant et ira au collège l'année prochaine. Il vient me voir avec un autre garçon. Chaque semaine, nous faisons toutes sortes de choses ensemble pour que sa parole soit plus facile et nous passons de bons moments.

Passer un bon moment permet aussi de parler plus facilement. Mathieu a écrit son histoire :

« Je n'aime pas le bégaiement que je fais, mais ça ne va pas me tuer. Je sais ça maintenant. Quand je dois lire à voix haute en classe, je me dis que je n'autoriserai aucun bégaiement. Mais je bégaie quand même et c'est ce que je déteste. J'espère que j'apprendrai beaucoup et que cela me rendra plus heureux. Je ne sais pas quoi écrire de plus, j'espère que c'est suffisant. »

Voici maintenant l'histoire d'Eddy :

« *J'ai treize ans. Je bégaie depuis longtemps, environ huit ans, je pense. A douze ans, j'ai commencé l'orthophonie. Tout d'abord, je suis allé chez une orthophoniste, mais après je suis allé chez un orthophoniste. Il n'arrête pas de me dire que c'est bien de bégayer, mais au fond de moi je pense différemment. J'ai horriblement honte lorsque je bégaie. Pour moi, c'est un vrai handicap.* »

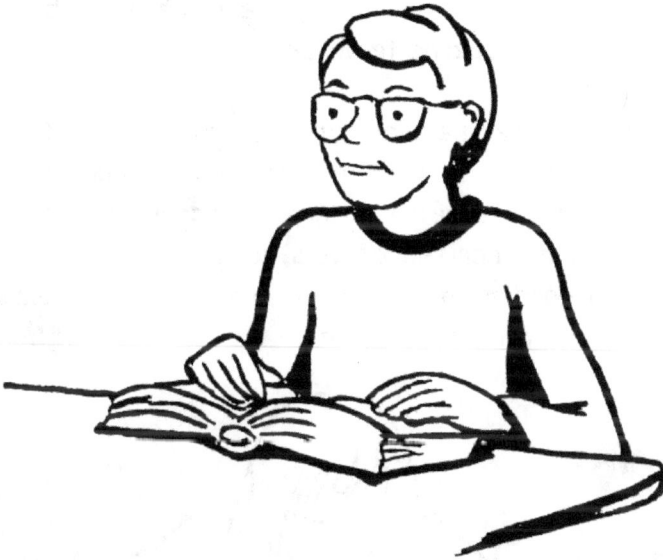

Et toi, quelle est ton histoire ?

Tu as lu plusieurs histoires écrites par d'autres enfants. Mais bien sûr, tu as ta propre histoire à raconter. C'est une bonne idée de l'écrire maintenant.

Peut-être es-tu en colère à cause de ton bégaiement. Alors, tu peux écrire une lettre de colère.

Peut-être que ton bégaiement ne te gêne pas beaucoup. Tu peux dire que cela ne te dérange pas.

Ou peut-être ne sais-tu pas quoi faire face à ton bégaiement ou tu veux écrire tout ce que tu penses et ressens. Ca peut être un gros soulagement. Raconte juste ton histoire, écris-la et vois ce que tu veux en faire. Tu peux la garder pour toi ou la montrer à ta maman et ton papa. C'est à toi de décider.

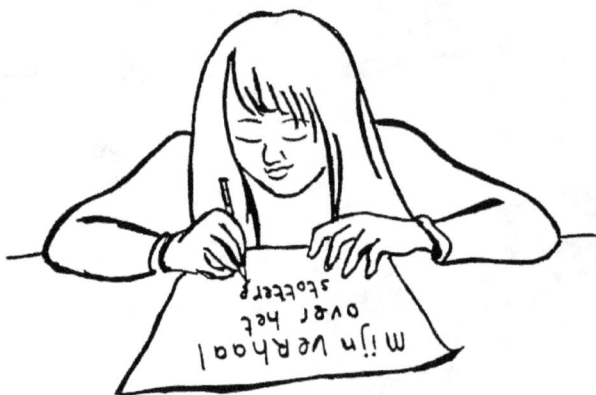

Tu peux aussi nous envoyer ta lettre. Nous aimerions vraiment que tu le fasses parce que nous apprenons beaucoup des histoires que les enfants qui bégaient ont à raconter. Et plus nous apprenons d'elles, mieux nous sommes capables d'aider les autres.

Peut-être veux-tu dire quelque chose à l'un des enfants qui ont écrit leur histoire dans ce livre.
Ecris juste ce que tu veux leur dire ou demander et envoie-nous ta lettre. Nous ferons en sorte qu'ils la reçoivent. Et si tu as des tas de questions, tu peux aussi nous écrire. Peut-être vois-tu un orthophoniste ? Bien sûr tu peux lui poser tes questions. Si tu ne veux pas le faire ou si tu n'as pas de thérapeute, écris-nous. Peut-être que nous connaissons certaines réponses, et alors nous te répondrons. Tu peux demander tout ce que tu veux. As-tu notre adresse ? Tu peux envoyer ta lettre à :

Stuttering Foundation of America
3100 Walnut Grove Road, Suite 603
P.O Box 11749
Memphis, Tennessee 38111-0749
Etats Unis

E-mail : info@stutteringhelp.org
Internet : www.stutteringhelp.org

Note du traducteur : tu peux aussi envoyer ta lettre par courriel à goodbye.begaiement@gmail.com, je la publierai avec plaisir sur mon blog.

Qui peut t'aider ?

Tu peux avoir l'impression d'être la seule personne au monde qui bégaie. Après ce que tu as lu, tu sais maintenant que ce n'est pas vrai. Il y a aussi beaucoup de gens qui peuvent t'aider pour ton problème de bégaiement. Bien sûr ta maman et ton papa peuvent t'aider. Mais parfois, ça ne suffit pas. Alors tu peux aller chez un orthophoniste. De nombreux orthophonistes savent beaucoup de choses sur le bégaiement et t'apprendront comment parler plus facilement. Plus important, ils t'écouteront expliquer ce que tu ressens et penses de ton propre bégaiement et ils pourront sûrement te comprendre.

Ils peuvent aussi aider ta maman et ton papa à comprendre le bégaiement. Et si tu as des moments difficiles à l'école, ils peuvent expliquer aux professeurs comment te rendre les choses plus faciles. Certains orthophonistes sont spécialisés dans le bégaiement (cela montre combien le bégaiement peut être compliqué !)

Si tu sens que ton bégaiement est un problème, demande à tes parents de t'emmener chez un orthophoniste.

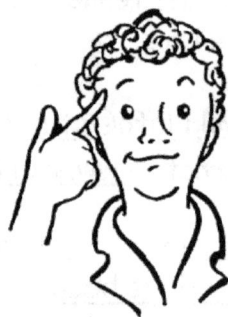

Pour ton frère ou ta sœur

J'ai écrit ce petit livre pour ton frère ou ta sœur qui bégaie. Bien sûr tu sais très bien qu'il (elle) bégaie.

Tu as peut-être voulu l'aider quand il (elle) a des problèmes pour parler. Ce que tu dis ou fais rend parfois les choses plus faciles mais aussi parfois plus difficiles. Pourquoi ? Ton frère ou ta sœur a moins de problèmes pour parler quand il (elle) se sent calme. Tu t'en es sûrement aperçu. Si tu dois parler devant du monde, tu peux te sentir excité ou un peu effrayé et cela peut te sembler difficile de trouver les bons mots.

Tu as la chance de ne pas bégayer dans ce genre de situation. La parole de ton frère ou ta sœur est plus facilement perturbée par l'excitation, l'inquiétude ou l'urgence et donc il (elle) bégaie souvent. Des tas de choses peuvent t'exciter ou t'inquiéter...

- l'approche d'une fête d'anniversaire
- des exposés à faire en classe
- la famille qui prépare ses bagages pour les vacances
- l'inquiétude / l'anxiété de ne pas être assez bon pour... (à toi de compléter !)
- se sentir malade
- être pressé
- penser que les autres enfants ne t'aiment pas
- avoir peur de faire des erreurs

Voila des choses qui peuvent tous nous exciter ou nous inquiéter et nous faire ressentir de la tension. Mais tout le monde n'est pas capable de calmer ces tensions intérieures.

Le problème, c'est que la tension apparaît toujours avec le bégaiement. Tout le monde le remarque. Et parce que ton frère ou ta sœur ne veut pas que ça se voit, il (elle) va essayer de stopper le bégaiement ou de le cacher du mieux qu'il (elle) peut. Et tu sais ce qu'il se passe alors ? Il (elle) va être encore plus tendu(e) et le bégaiement va être encore pire. C'est tout à fait normal d'être excité ou inquiet et tendu. Cela nous arrive à tous, à toi comme à moi. Mais nous n'aimons pas l'admettre. Souvent, nous pensons que nous devons être naturellement bons pour tout ce que nous faisons. Mais personne ne peut être bon en TOUT ! Pourtant, les gens n'aiment pas faire des erreurs et ils sont tendus quand ils doivent faire quelque chose de difficile.

Parce que parler est facile pour presque tout le monde, c'est difficile de croire que certains enfants ont des sérieux problèmes pour s'exprimer. Dès qu'il y a un peu de tension, le fait de devoir parler les fait bégayer. Toi aussi, tu dois faire des choses qui te crispent, alors pourquoi cela serait-il mal d'être tendu pour parler ?

Si tu acceptes que le bégaiement soit quelque chose avec lequel tu te sens parfaitement à l'aise, ton frère ou ta sœur ne se sentira pas critiqué ou mis de côté, le niveau de tension va chuter et il (elle) n'essaiera pas de masquer ou de stopper le bégaiement. Et il sera beaucoup plus facile pour

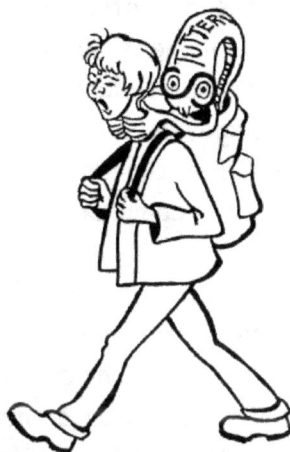

lui (elle) de parler. C'est plus utile pour lui (elle) de sentir que tu as une idée de son problème. Merci de l'aider dans ce sens.

Pour les pères et les mères

Chère mère, cher père,

Je sais que vous faites de votre mieux pour aider votre enfant à parler plus facilement. Vous devez être conscient de l'inquiétude et du malaise de votre enfant. Celui-ci va essayer de ne pas bégayer. Mais plus il essaie, plus le bégaiement a tendance à survenir. C'est ce qui fait du bégaiement un problème si complexe.

C'est comme vouloir passer un fil dans le chas d'une aiguille. Si vous voulez absolument réussir à votre premier essai, vos doigts vont se tendre, votre main va commencer à trembler et, bien sûr, cela va être plus difficile de faire passer le fil. Vous allez réussir lorsque vous vous détendrez, que vous vous sentirez calme et confiant, et que vous vous autoriserez à être imparfait.

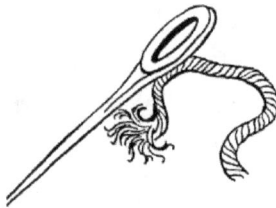

Vous faites sans doute de temps en temps des remarques sur le bégaiement de votre enfant. C'est compréhensible que vous souhaitiez l'aider. Vous supportez peut-être mal d'entendre le bégaiement et vous voulez l'arrêter. Lorsque vous dites ou faites quelque chose pour aider votre enfant, vous devez être très attentif. Si votre aide le rend plus calme et détendu, c'est que vous êtes sur la bonne voie. Sa parole va devenir également plus facile.

Mais il est aussi tout à fait possible que votre enfant ne souhaite pas être aidé lorsqu'il parle. Dans ce cas, cela ne sert à rien de le faire. Il ou elle va seulement se tendre davantage (peut-être parce qu'il reçoit le message qu'il n'est pas autorisé à être imparfait ?) Pensez à l'aiguille et au fil. Plus l'enfant va être tendu, plus les mots auront du mal à sortir. Mieux que toute autre personne, les parents savent si leur enfant est tendu ou détendu. C'est pourquoi nous demandons votre aide. Vous êtes les plus à même d'aider votre enfant parce que c'est vous qui le connaissez le mieux et que vous êtes capable de percevoir ses sentiments.

Il est important de dire que le comportement des parents n'est jamais la cause du bégaiement. Votre enfant est né avec une prédisposition héréditaire à bégayer. Cela signifie que la zone de la parole est un point faible dans sa constitution générale. Le bégaiement se manifeste quand les exigences (dans quelque domaine que ce soit) deviennent trop lourdes. Ce bégaiement est en lui-même inoffensif. Mais si votre enfant pense que les autres n'aiment pas son bégaiement, il va essayer de « mieux » parler et de cacher ou stopper son bégaiement. Cela renforce le bégaiement et c'est la raison pour laquelle cela le fait souffrir.

Alors rappelez-vous que vous n'êtes pas la cause du bégaiement de votre enfant mais que vous êtes son plus grand et plus proche soutien sur la route de la fluidité. Votre enfant peut se sentir en colère ou blessé et découragé à cause de son problème d'élocution. Ce dont il a le plus besoin, c'est de parents qui l'autorisent à être amer ou triste et qui lui montrent qu'ils le comprennent.

Peut-être que votre enfant n'a pas encore eu le courage d'en parler avec vous. Mais il ou elle a besoin de sentir votre permission tacite de le faire. De temps en temps, vous pouvez lui demander ce qu'il pense ou ressent vis-à-vis de son bégaiement. Assurez-vous que votre enfant se sent libre de ne pas aborder le sujet s'il n'est pas prêt pour le faire. Vous êtes peut-être très inquiet pour l'avenir de votre enfant. N'hésitez pas à partager vos inquiétudes avec votre conjoint et aussi avec un orthophoniste. Il est important, aussi bien pour vous que pour votre enfant, de ne pas continuer à vous inquiéter. Alors, essayez de trouver une aide compétente.

Le bégaiement se manifeste dans des formes et dimensions si différentes que je ne peux pas aller plus loin que ces conseils généraux.

Il est possible que votre enfant ne soit jamais ou rarement tendu et que vous ne trouviez transposable qu'une petite partie de ce que je dis. Mais si vous êtes inquiet et anxieux, n'hésitez pas à rechercher l'aide à laquelle vous avez droit, vous et votre enfant.

Pour les enseignants

Chère maîtresse, cher maître, cher professeur,

On vous a demandé de lire ce qui suit parce que vous avez dans votre classe un enfant qui bégaie. Le bégaiement change d'un moment à l'autre et est différent pour chaque enfant. C'est ce qui le rend difficile à appréhender. Il est tout à fait possible que le bégaiement de cet enfant ne soit pas un problème pour vous ou pour les autres enfants. Mais il est aussi possible que les autres enfants réagissent au bégaiement et que vous-même ne soyez pas toujours sûr de la meilleure manière de traiter ce problème.

Les enseignants ont généralement beaucoup de questions...
- Est-ce que je peux être d'une quelconque aide ?
- Est-ce que je dois faire lire l'enfant à voix haute ?
- Est-ce que je dois parler du bégaiement avec l'enfant ?
- Est-ce que je dois en discuter avec la classe ?
- Est-ce que je dois ignorer le bégaiement ?
- Est-ce que je dois regarder l'enfant lorsqu'il bégaie ou au contraire détourner les yeux ?

Toutes ces questions sont légitimes. Les réponses diffèrent pour chaque enfant qui bégaie. Vous pouvez commencer par demander si l'enfant est suivi par un spécialiste et, si oui, contacter celui-ci pour savoir ce que vous pouvez ou devez faire. Il est souvent possible d'établir un plan permettant d'aider efficacement l'enfant à s'en sortir dans les situations scolaires.

La plupart des enfants détestent être traités à part et étiquetés comme différents des autres. Alors assurez-vous que l'enfant qui bégaie n'a pas certains privilèges ou n'est pas exclu de certaines activités de la classe. Si le bégaiement est sévère, il est conseillé de prendre l'enfant à part et d'aborder ouvertement le problème. Certains enfants apprécieront cela et se sentiront soulagés. D'autres refuseront d'en discuter. Le mieux est de respecter cela et de ne pas forcer l'enfant.

Le bégaiement est aussi dur pour l'enfant que pour vous, et même probablement plus. Il ou elle a donc besoin de tout le soutien émotionnel possible. Vous aiderez l'enfant en l'acceptant tel qu'il est, en étant chaleureux, compréhensif et en le soutenant par votre attitude. Vous n'avez pas à le montrer ouvertement, l'enfant en sera conscient et se sentira plus en sécurité. Merci pour votre aide.

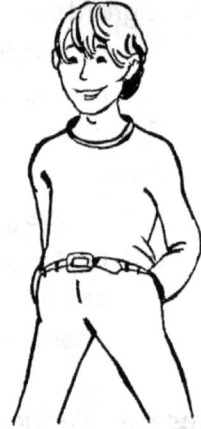

Pour les grands-pères et grands-mères

Chère grand-mère, cher grand-père,

Votre petit-fils ou petite-fille a besoin de votre compréhension et de votre soutien parce qu'il a un problème sérieux.
Il a des difficultés pour parler et parfois bégaie beaucoup. Vous trouvez sans doute cela difficile à comprendre; c'est le cas pour la plupart des gens. Un jour, votre petit-fils ou petite-fille n'a presque aucune difficulté et un autre jour, le bégaiement est très présent et difficile à supporter.
Ne pensez pas qu'il peut y faire quoi que ce soit. Le bégaiement est un phénomène qui change d'un jour à l'autre en fonction des circonstances et votre petit-fils ou petite-fille peut ne pas être capable de modifier son élocution.

Les visites qu'il vous rend peuvent être source d'excitation agréable pour lui ou elle et toute forme d'excitation est susceptible de provoquer le bégaiement. Il est donc tout à fait possible que votre petit-enfant bégaie beaucoup lorsqu'il est avec vous. Nous vous demandons de le comprendre et nous espérons que vous le soutiendrez en ne faisant pas des remarques sur la manière dont il s'exprime. Si vous le faites, l'enfant sentira une pression pour parler « mieux. » Il sera plus tendu et cela aura tendance à augmenter plutôt qu'à diminuer la sévérité de son bégaiement.

Il peut être difficile pour un enfant de répéter ce qu'il vient de dire parce que les autres n'ont pas compris. Le bégaiement peut rendre votre enfant moins facile à comprendre, spécialement si votre ouïe n'est plus ce qu'elle était. Il peut donc avoir à répéter plusieurs fois certains mots. Beaucoup d'enfants trouvent cela très gênant.

Je ne veux pas dire que vous ne devez pas demander à l'enfant de répéter. Il est important que vous ayez un vrai contact. Mais vous pouvez faciliter les choses en faisant attention aux détails comme un bon éclairage pour bien vous voir ou en plaçant l'enfant près de vous pour mieux l'entendre. Si la radio ou la télévision sont allumées ou que l'aspirateur est en marche, vous pouvez les éteindre lorsque vous allez avoir une conversation. Ces détails sont importants pour rendre les choses agréables pour vous deux.

Tout se passe mieux lorsque nous sommes détendus et c'est certainement vrai pour la parole de votre petit-enfant. Nous pouvons nous détendre lorsque nous nous sentons en sécurité et à l'aise. Vous pouvez envisager d'autres moyens pour aider votre petit-fils ou petite-fille à se sentir bien lorsqu'il ou elle est avec vous – comme lui faire un gros câlin pour lui montrer votre affection ou lui proposer ses jeux favoris ou faire des petites sorties ensemble. Au nom de votre petit-enfant, je voudrais vous remercier pour le soutien que vous lui donnez.

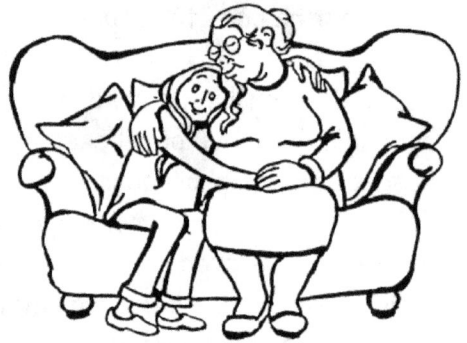

Pour les oncles et tantes

Chère tante, cher oncle,

Votre neveu ou nièce souffre de bégaiement. Vous êtes peut-être intrigué par le fait que son bégaiement soit si variable, remarquable un jour et absent un autre jour. Vous avez peut-être remarqué que sa parole ne s'améliore pas vraiment lorsque vous essayez de l'aider en lui donnant des conseils.

C'est une partie du problème du bégaiement. Nous voudrions vous demander de simplement accepter ce qui se passe.

Votre neveu ou nièce ne comprend pas ce qui fait précisément augmenter ou diminuer son bégaiement et n'a pour l'instant pas encore la capacité de changer sa façon de parler. Nous savons que c'est important de donner à l'enfant qui bégaie un soutien émotionnel.

Une attitude chaleureuse et compréhensive fera plus diminuer le bégaiement que des remarques même bien intentionnées. Il est aussi important d'accorder plus de temps dans l'échange de la conversation. L'enfant se sentira plus à l'aise et parler sera ainsi pour lui moins stressant.

C'est bien de parler ouvertement du bégaiement quand l'occasion se produit. Si personne n'en fait jamais mention, l'enfant peut avoir l'impression que le bégaiement est si horrible que l'on ne peut même pas en parler. S'il est traité comme un tabou, l'enfant sera convaincu que c'est très mal de bégayer. Cette idée va créer beaucoup de tension et par conséquent générer plus de bégaiement. Vous pouvez aider votre neveu ou nièce en veillant à ce que tout soit calme autour d'eux, en prenant plus de temps lorsque vous voulez parler ensemble, en choisissant un endroit où vous ne serez pas dérangés et en gardant le contact visuel lorsque vous parlez. Bien sûr, cela ne sera pas possible à chaque fois que vous vous rencontrerez mais toute action dans ce sens lui sera utile.

Ca l'aidera particulièrement de savoir que vous vous intéressez au problème du bégaiement et que vous voulez en savoir plus. Il ou elle se sentira moins seul(e.) Merci pour votre aide.

Conte de fée

Il était une fois un garçon qui s'appelait Tim et qui vivait dans un pays très lointain dans une très grande maison.

Il vivait avec un sorcier et une sorcière qui l'avaient enlevé à ses parents quand il était tout petit. Personne ne savait qui ils étaient car ils étaient déguisés et se faisaient passer pour un couple très riche et très digne. Pour rendre le déguisement encore plus complet, ils avaient ce petit garçon qui devait les appeler Père et Mère.

Ils étaient très stricts et exigeaient du pauvre Tim la perfection. Il était habillé avec les plus beaux habits et devait être poli avec tous les gens qu'il rencontrait. Il avait un vélo tout neuf mais n'avait pas le droit de l'utiliser pour ne pas le salir.

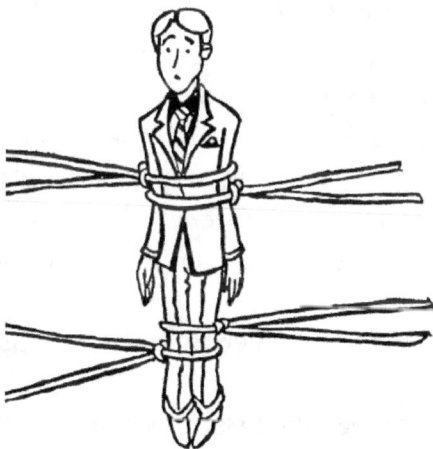

Quand les gens venaient à la maison, ils s'extasiaient sur la beauté de la chambre de Tim emplie des jouets les plus merveilleux. Mais bien sûr tout cela n'était que du paraître. En réalité, Tim n'avait pas la permission de jouer avec les jouets car il aurait pu les casser. Et bien sûr, il ne pouvait jamais amener d'autres enfants chez lui parce qu'ils auraient pu abîmer les meubles de valeur ou ses beaux habits.

Tu auras bien sûr deviné qu'il n'avait pas d'amis à l'école et que les autres enfants se moquaient souvent de lui.

Et quand des visiteurs venaient à la maison, il n'avait pas le droit d'ouvrir la bouche parce qu'il bégayait. Son père et sa mère ne voulaient pas que les gens sachent que leur fils n'était pas parfait. Comme vous pouvez l'imaginer, Tim était très malheureux. Il pensait qu'il faisait tout mal ; il était persuadé que personne ne l'aimait. Parfois ça le mettait en colère et parfois il se sentait si seul et triste qu'il pleurait jusqu'à ce qu'il s'endorme. Il faisait des gros efforts pour tout faire comme le voulait ses parents mais, au fond de lui, il devenait de plus en plus malheureux.

Un jour, un petit homme courbé vint l'attendre devant la porte de la grande maison. Il dit à Tim ce que nous savons déjà – qu'il avait été enlevé par un sorcier et une sorcière. Il dit aussi à Tim que, depuis ce jour, ses parents n'avaient cessé de le chercher. Mais récemment, ils avaient abandonné tout espoir de retrouver leur cher enfant et étaient rentrés chez eux. Le vieil homme dit alors à Tim que s'il avait le courage de commencer seul un grand voyage, il retrouverait ses vrais père et mère qui n'avaient jamais cessé de l'aimer et qui se languissaient de le revoir.

Tim décida aussitôt de partir et de les trouver. Il en avait assez d'être seul et malheureux. Il saisit une valise, y jeta ses plus beaux habits et partit. C'était un voyage terriblement long. Il dut traverser des marais dangereux, escalader des montagnes et s'égarer dans des forêts sauvages. Mais chaque fois qu'il avait besoin de nourriture ou d'un abri, il trouvait ce qu'il voulait comme si une personne invisible le guidait.

Un jour, il arriva dans un village où il lui sembla avoir déjà été très longtemps auparavant. Son cœur commença à battre d'un secret espoir et il demanda à la première personne qu'il rencontra s'il savait où ses parents habitaient. Le jeune homme qui lui répondit bégayait et quand Tim poursuivit son chemin, il entendit d'autres personnes qui bégayaient aussi. Bientôt, il fut à la porte de son ancienne maison. Quelle grande surprise pour ses parents de revoir leur enfant ! Le soir même, ils donnèrent une grande fête en son honneur. Il y avait des choses délicieuses à manger et tout le monde était joyeux. Quand il alla enfin se coucher, il était très, très heureux.

Le matin suivant, il mit ses beaux habits et fut extrêmement poli avec tout le monde. Il s'assit sagement dans un coin et ne toucha à rien parce qu'on lui avait appris à ne pas le faire. Sa maman et son papa étaient très surpris et inquiets de son comportement.
Ils lui demandèrent : « Pourquoi es-tu si bien habillé et pourquoi t'assieds-tu dans un coin ? Pourquoi ne vas-tu pas jouer dehors ? Et pourquoi ne parles-tu à personne ? »

Alors Tim leur raconta tout sur sa vie dans la grande maison de ce pays très lointain. Et sa maman et son papa lui dirent : « Maintenant, tout cela est fini. Tu peux t'amuser et faire ce que tu aimes. Et lorsque tes habits seront sales, nous ne dirons rien, et tu peux dire ce que tu veux et parler à tout le monde. Et tu n'as pas besoin de faire attention quand tu parles parce que, dans ce pays, tout le monde bégaie comme bon lui semble. »

Tim fut si heureux d'entendre cela qu'il sauta de joie. Il se précipita dehors et courut, joua et parla comme il ne l'avait jamais fait auparavant. Et ce soir-là, il y eut une autre grande fête parce que, cette fois, Tim était vraiment revenu à la maison.

Et Tim vécut heureux et longtemps !

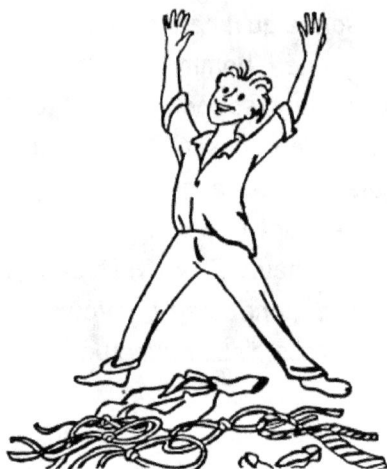

Dernier message

Le bégaiement n'est pas drôle ! Il est donc important que tu saches que tu n'es pas seul. Il y a des gens qui te comprennent et qui veulent t'aider. Il est aussi important de savoir que tu n'es pas à blâmer.

Pour ton père et ta mère et toutes les autres personnes autour de toi, il est important d'apprendre sur le bégaiement. Plus ils en sauront, mieux ils comprendront ce qui se passe et mieux ils pourront t'aider. Alors, tu seras sûr que c'est très bien que tu sois toi, que tu bégaies ou non.

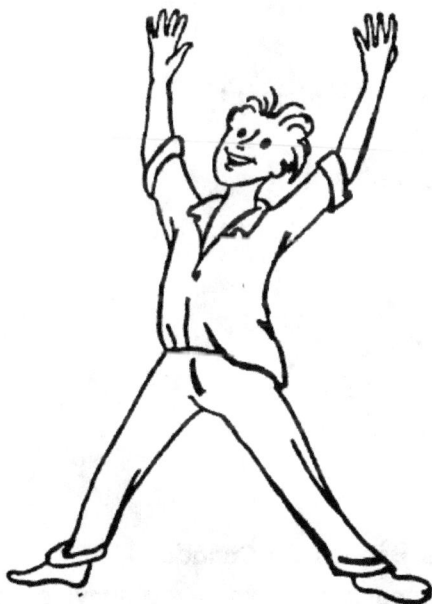

Où trouver de l'information

L'**Association Parole-Bégaiement** pourra vous orienter vers des orthophonistes de votre région spécialisés dans le bégaiement.

En France :
Association Parole-Bégaiement
BP 200 11 - 92 340 Bourg la Reine
N° Azur (prix appel local) 0810 800 470
Email : contact@begaiement.org
Site : www.begaiement.org

En Suisse :
Association Parole Bégaiement
Case postale 139
1401 Yverdon les bains
Site : www.begaiement.org

En Belgique :
APB Belgique asbl
Chemin de la Source 29 - 1330 RIXENSART
Site : www.begayer.be

Au Canada :
Association des Bègues du Canada
L'ABC est un groupe d'entraide au service des personnes qui bégaient et des personnes intéressées par le bégaiement.
http://www.abcbegaiement.com/

Association des Jeunes Bègues du Québec
Association d'information et d'entraide pour les jeunes bègues et leurs parents.
http://www.ajbq.qc.ca/fr/

Aux Etats-Unis :
Stuttering Foundation of America
P.O. Box 11 749
Memphis, Tennessee 38 111-0749
Etats-Unis
www.stutteringhelp.org

Les blogs en Français sur Internet :

Goodbye Bégaiement, le blog de Laurent, traducteur de ce livre, qui a également traduit (avec Richard Parent) et édité le best-seller américain « Conseils pour ceux qui bégaient », écrit par 28 spécialistes de la parole ayant surmonté leur propre bégaiement.
Sur son blog, vous trouverez des informations, des conseils et des ouvrages en téléchargement pour les adultes et parents d'enfants qui bégaient... et toux ceux qui s'intéressent au bégaiement !
www.goodbye-begaiement.fr

Les mots de Nathan, le blog d'Alexa : le bégaiement vu par une maman. http://lesmotsdenathan.fr/

Un Olivier sur un Iceberg, le blog d'Olivier qui vous informe des dernières découvertes scientifiques sur le bégaiement. http://infosbegaiement.blogspot.com

Dépôt légal 1ᵉʳ trimestre 2011

ISBN : 978-2-9537776-0-4

Editeur :
Laurent Lagarde
15 plan du mas de cocon
34970 LATTES
www.goodbye-begaiement.fr

www.ingramcontent.com/pod-product-compliance
Lightning Source LLC
Chambersburg PA
CBHW060644280326
41933CB00012B/2148